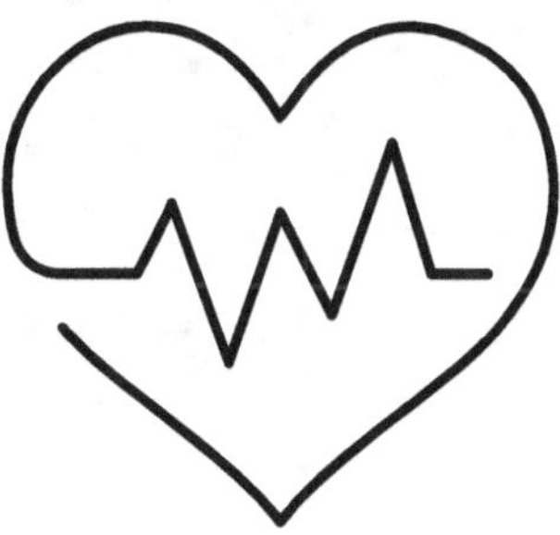

This book belongs to:

____

You've got this
FITNESS TRACKER

WEEK OF: / /

WORKOUT | **FOOD (FUEL)**

TYPE:

B _______________

L _______________

DURATION:

D _______________

H2O

S _______________

WORKOUT | **FOOD (FUEL)**

TYPE:

B _______________

L _______________

DURATION:

D _______________

H2O

S _______________

WORKOUT | **FOOD (FUEL)**

TYPE:

B _______________

L _______________

DURATION:

D _______________

H2O

S _______________

WORKOUT | **FOOD (FUEL)**

TYPE:

B _______________

L _______________

DURATION:

D _______________

H2O

S _______________

WORKOUT | **FOOD (FUEL)**

TYPE:

B _______________

L _______________

DURATION:

D _______________

H2O

S _______________

WORKOUT | **FOOD (FUEL)**

TYPE:

B _______________

L _______________

DURATION:

D _______________

H2O

S _______________

WORKOUT | **FOOD (FUEL)**

TYPE:

B _______________

L _______________

DURATION:

D _______________

H2O

S _______________

1. _______________________

2. _______________________

3. _______________________

4. _______________________

5. _______________________

You've got this
FITNESS TRACKER

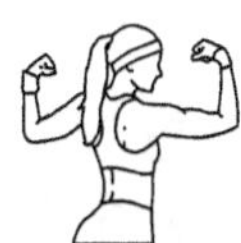

WEEK OF: /   /

WORKOUT

TYPE:

DURATION:

H2O

FOOD (FUEL)

B ___________
L ___________
D ___________
S ___________

WORKOUT

TYPE:

DURATION:

H2O

FOOD (FUEL)

B ___________
L ___________
D ___________
S ___________

WORKOUT

TYPE:

DURATION:

H2O

FOOD (FUEL)

B ___________
L ___________
D ___________
S ___________

WORKOUT

TYPE:

DURATION:

H2O

FOOD (FUEL)

B ___________
L ___________
D ___________
S ___________

WORKOUT

TYPE:

DURATION:

H2O

FOOD (FUEL)

B ___________
L ___________
D ___________
S ___________

WORKOUT

TYPE:

DURATION:

H2O

FOOD (FUEL)

B ___________
L ___________
D ___________
S ___________

WORKOUT

TYPE:

DURATION:

H2O

FOOD (FUEL)

B ___________
L ___________
D ___________
S ___________

1. ___________
2. ___________
3. ___________
4. ___________
5. ___________

You've got this
FITNESS TRACKER

WEEK OF: / /

WORKOUT | FOOD (FUEL)

TYPE:

B______

L______

DURATION:

D______

H2O

S______

WORKOUT | FOOD (FUEL)

TYPE:

B______

L______

DURATION:

D______

H2O

S______

WORKOUT | FOOD (FUEL)

TYPE:

B______

L______

DURATION:

D______

H2O

S______

WORKOUT | FOOD (FUEL)

TYPE:

B______

L______

DURATION:

D______

H2O

S______

WORKOUT | FOOD (FUEL)

TYPE:

B______

L______

DURATION:

D______

H2O

S______

WORKOUT | FOOD (FUEL)

TYPE:

B______

L______

DURATION:

D______

H2O

S______

WORKOUT | FOOD (FUEL)

TYPE:

B______

L______

DURATION:

D______

H2O

S______

1. ______

2. ______

3. ______

4. ______

5. ______

You've got this
FITNESS TRACKER

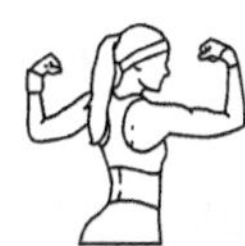

WEEK OF: / /

Monday

WORKOUT
TYPE:

DURATION:

H2O

FOOD (FUEL)
B ______________
L ______________
D ______________
S ______________

Tuesday

WORKOUT
TYPE:

DURATION:

H2O

FOOD (FUEL)
B ______________
L ______________
D ______________
S ______________

Wednesday

WORKOUT
TYPE:

DURATION:

H2O

FOOD (FUEL)
B ______________
L ______________
D ______________
S ______________

Thursday

WORKOUT
TYPE:

DURATION:

H2O

FOOD (FUEL)
B ______________
L ______________
D ______________
S ______________

Friday

WORKOUT
TYPE:

DURATION:

H2O

FOOD (FUEL)
B ______________
L ______________
D ______________
S ______________

Saturday

WORKOUT
TYPE:

DURATION:

H2O

FOOD (FUEL)
B ______________
L ______________
D ______________
S ______________

Sunday

WORKOUT
TYPE:

DURATION:

H2O

FOOD (FUEL)
B ______________
L ______________
D ______________
S ______________

Weekly Health Goals

1. ______________
2. ______________
3. ______________
4. ______________
5. ______________

You've got this
FITNESS TRACKER

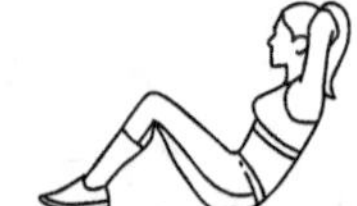

WEEK OF: / /

WORKOUT

TYPE:

DURATION:

H2O

FOOD (FUEL)

B
L
D
S

WORKOUT

TYPE:

DURATION:

H2O

FOOD (FUEL)

B
L
D
S

WORKOUT

TYPE:

DURATION:

H2O

FOOD (FUEL)

B
L
D
S

WORKOUT

TYPE:

DURATION:

H2O

FOOD (FUEL)

B
L
D
S

WORKOUT

TYPE:

DURATION:

H2O

FOOD (FUEL)

B
L
D
S

WORKOUT

TYPE:

DURATION:

H2O

FOOD (FUEL)

B
L
D
S

WORKOUT

TYPE:

DURATION:

H2O

FOOD (FUEL)

B
L
D
S

1.
2.
3.
4.
5.

You've got this
FITNESS TRACKER

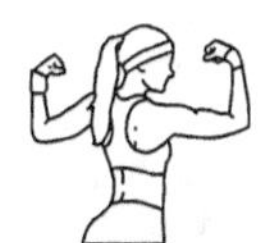

WEEK OF: / /

WORKOUT
TYPE:

DURATION:

H2O

FOOD (FUEL)
B ______
L ______
D ______
S ______

WORKOUT
TYPE:

DURATION:

H2O

FOOD (FUEL)
B ______
L ______
D ______
S ______

WORKOUT
TYPE:

DURATION:

H2O

FOOD (FUEL)
B ______
L ______
D ______
S ______

WORKOUT
TYPE:

DURATION:

H2O

FOOD (FUEL)
B ______
L ______
D ______
S ______

WORKOUT
TYPE:

DURATION:

H2O

FOOD (FUEL)
B ______
L ______
D ______
S ______

WORKOUT
TYPE:

DURATION:

H2O

FOOD (FUEL)
B ______
L ______
D ______
S ______

WORKOUT
TYPE:

DURATION:

H2O

FOOD (FUEL)
B ______
L ______
D ______
S ______

1. ______________________
2. ______________________
3. ______________________
4. ______________________
5. ______________________

You've got this
FITNESS TRACKER

WEEK OF: / /

WORKOUT | FOOD (FUEL)

TYPE:

B _______________

L _______________

DURATION:

D _______________

H2O

S _______________

WORKOUT | FOOD (FUEL)

TYPE:

B _______________

L _______________

DURATION:

D _______________

H2O

S _______________

WORKOUT | FOOD (FUEL)

TYPE:

B _______________

L _______________

DURATION:

D _______________

H2O

S _______________

WORKOUT | FOOD (FUEL)

TYPE:

B _______________

L _______________

DURATION:

D _______________

H2O

S _______________

WORKOUT | FOOD (FUEL)

TYPE:

B _______________

L _______________

DURATION:

D _______________

H2O

S _______________

WORKOUT | FOOD (FUEL)

TYPE:

B _______________

L _______________

DURATION:

D _______________

H2O

S _______________

WORKOUT | FOOD (FUEL)

TYPE:

B _______________

L _______________

DURATION:

D _______________

H2O

S _______________

1. _______________

2. _______________

3. _______________

4. _______________

5. _______________

You've got this
FITNESS TRACKER

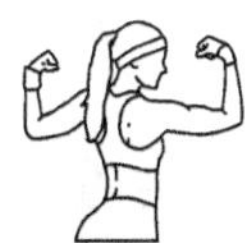

WEEK OF: / /

Monday

WORKOUT
TYPE:

DURATION:

H2O ☐☐☐☐☐☐☐☐

FOOD (FUEL)
B

L

D

S

Tuesday

WORKOUT
TYPE:

DURATION:

H2O ☐☐☐☐☐☐☐☐

FOOD (FUEL)
B

L

D

S

Wednesday

WORKOUT
TYPE:

DURATION:

H2O ☐☐☐☐☐☐☐☐

FOOD (FUEL)
B

L

D

S

Thursday

WORKOUT
TYPE:

DURATION:

H2O ☐☐☐☐☐☐☐☐

FOOD (FUEL)
B

L

D

S

Friday

WORKOUT
TYPE:

DURATION:

H2O ☐☐☐☐☐☐☐☐

FOOD (FUEL)
B

L

D

S

Saturday

WORKOUT
TYPE:

DURATION:

H2O ☐☐☐☐☐☐☐☐

FOOD (FUEL)
B

L

D

S

Sunday

WORKOUT
TYPE:

DURATION:

H2O ☐☐☐☐☐☐☐☐

FOOD (FUEL)
B

L

D

S

Weekly Health Goals

1.

2.

3.

4.

5.

You've got this
FITNESS TRACKER

WEEK OF: / /

WORKOUT

TYPE:

DURATION:

H2O

FOOD (FUEL)

B

L

D

S

WORKOUT

TYPE:

DURATION:

H2O

FOOD (FUEL)

B

L

D

S

WORKOUT

TYPE:

DURATION:

H2O

FOOD (FUEL)

B

L

D

S

WORKOUT

TYPE:

DURATION:

H2O

FOOD (FUEL)

B

L

D

S

WORKOUT

TYPE:

DURATION:

H2O

FOOD (FUEL)

B

L

D

S

WORKOUT

TYPE:

DURATION:

H2O

FOOD (FUEL)

B

L

D

S

WORKOUT

TYPE:

DURATION:

H2O

FOOD (FUEL)

B

L

D

S

1.
2.
3.
4.
5.

You've got this
FITNESS TRACKER

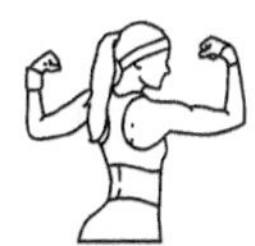

WEEK OF: / /

Monday

WORKOUT
TYPE:

DURATION:

H2O

FOOD (FUEL)
B

L

D

S

Tuesday

WORKOUT
TYPE:

DURATION:

H2O

FOOD (FUEL)
B

L

D

S

Wednesday

WORKOUT
TYPE:

DURATION:

H2O

FOOD (FUEL)
B

L

D

S

Thursday

WORKOUT
TYPE:

DURATION:

H2O

FOOD (FUEL)
B

L

D

S

Friday

WORKOUT
TYPE:

DURATION:

H2O

FOOD (FUEL)
B

L

D

S

Saturday

WORKOUT
TYPE:

DURATION:

H2O

FOOD (FUEL)
B

L

D

S

Sunday

WORKOUT
TYPE:

DURATION:

H2O

FOOD (FUEL)
B

L

D

S

Weekly Health Goals

1.

2.

3.

4.

5.

I want to see
what happens if
I don't give up.

You've got this
FITNESS TRACKER

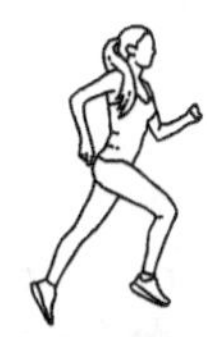

WEEK OF: / /

WORKOUT

TYPE:

DURATION:

H2O

FOOD (FUEL)

B ______
L ______
D ______
S ______

WORKOUT

TYPE:

DURATION:

H2O

FOOD (FUEL)

B ______
L ______
D ______
S ______

WORKOUT

TYPE:

DURATION:

H2O

FOOD (FUEL)

B ______
L ______
D ______
S ______

WORKOUT

TYPE:

DURATION:

H2O

FOOD (FUEL)

B ______
L ______
D ______
S ______

WORKOUT

TYPE:

DURATION:

H2O

FOOD (FUEL)

B ______
L ______
D ______
S ______

WORKOUT

TYPE:

DURATION:

H2O

FOOD (FUEL)

B ______
L ______
D ______
S ______

WORKOUT

TYPE:

DURATION:

H2O

FOOD (FUEL)

B ______
L ______
D ______
S ______

1. ______
2. ______
3. ______
4. ______
5. ______

You've got this
FITNESS TRACKER

WEEK OF: / /

WORKOUT | FOOD (FUEL)

TYPE:

B ______
L ______

DURATION:

D ______

H2O 🍶🍶🍶🍶🍶🍶🍶🍶

S ______

WORKOUT | FOOD (FUEL)

TYPE:

B ______
L ______

DURATION:

D ______

H2O 🍶🍶🍶🍶🍶🍶🍶🍶

S ______

WORKOUT | FOOD (FUEL)

TYPE:

B ______
L ______

DURATION:

D ______

H2O 🍶🍶🍶🍶🍶🍶🍶🍶

S ______

WORKOUT | FOOD (FUEL)

TYPE:

B ______
L ______

DURATION:

D ______

H2O 🍶🍶🍶🍶🍶🍶🍶🍶

S ______

WORKOUT | FOOD (FUEL)

TYPE:

B ______
L ______

DURATION:

D ______

H2O 🍶🍶🍶🍶🍶🍶🍶🍶

S ______

WORKOUT | FOOD (FUEL)

TYPE:

B ______
L ______

DURATION:

D ______

H2O 🍶🍶🍶🍶🍶🍶🍶🍶

S ______

WORKOUT | FOOD (FUEL)

TYPE:

B ______
L ______

DURATION:

D ______

H2O 🍶🍶🍶🍶🍶🍶🍶🍶

S ______

1. ______
2. ______
3. ______
4. ______
5. ______

You've got this
FITNESS TRACKER

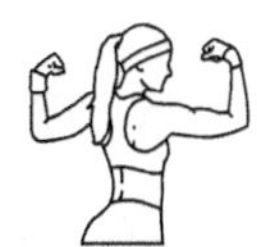

WEEK OF: / /

Monday

WORKOUT
TYPE:

DURATION:

H2O

FOOD (FUEL)
B_______________
L_______________
D_______________
S_______________

Tuesday

WORKOUT
TYPE:

DURATION:

H2O

FOOD (FUEL)
B_______________
L_______________
D_______________
S_______________

Wednesday

WORKOUT
TYPE:

DURATION:

H2O

FOOD (FUEL)
B_______________
L_______________
D_______________
S_______________

Thursday

WORKOUT
TYPE:

DURATION:

H2O

FOOD (FUEL)
B_______________
L_______________
D_______________
S_______________

Friday

WORKOUT
TYPE:

DURATION:

H2O

FOOD (FUEL)
B_______________
L_______________
D_______________
S_______________

Saturday

WORKOUT
TYPE:

DURATION:

H2O

FOOD (FUEL)
B_______________
L_______________
D_______________
S_______________

Sunday

WORKOUT
TYPE:

DURATION:

H2O

FOOD (FUEL)
B_______________
L_______________
D_______________
S_______________

Weekly Health Goals

1. _______________
2. _______________
3. _______________
4. _______________
5. _______________

You've got this
FITNESS TRACKER

WEEK OF: / /

Monday

WORKOUT
TYPE:

DURATION:

H2O

FOOD (FUEL)
B ______________
L ______________
D ______________
S ______________

Tuesday

WORKOUT
TYPE:

DURATION:

H2O

FOOD (FUEL)
B ______________
L ______________
D ______________
S ______________

Wednesday

WORKOUT
TYPE:

DURATION:

H2O

FOOD (FUEL)
B ______________
L ______________
D ______________
S ______________

Thursday

WORKOUT
TYPE:

DURATION:

H2O

FOOD (FUEL)
B ______________
L ______________
D ______________
S ______________

Friday

WORKOUT
TYPE:

DURATION:

H2O

FOOD (FUEL)
B ______________
L ______________
D ______________
S ______________

Saturday

WORKOUT
TYPE:

DURATION:

H2O

FOOD (FUEL)
B ______________
L ______________
D ______________
S ______________

Sunday

WORKOUT
TYPE:

DURATION:

H2O

FOOD (FUEL)
B ______________
L ______________
D ______________
S ______________

Weekly Health Goals

1. ______________
2. ______________
3. ______________
4. ______________
5. ______________

You've got this
FITNESS TRACKER

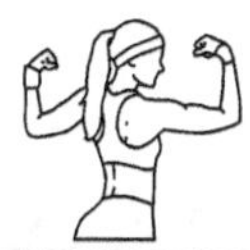

WEEK OF: / /

WORKOUT | FOOD (FUEL)

TYPE:

B _______
L _______

DURATION:

D _______

H2O

S _______

WORKOUT | FOOD (FUEL)

TYPE:

B _______
L _______

DURATION:

D _______

H2O

S _______

WORKOUT | FOOD (FUEL)

TYPE:

B _______
L _______

DURATION:

D _______

H2O

S _______

WORKOUT | FOOD (FUEL)

TYPE:

B _______
L _______

DURATION:

D _______

H2O

S _______

WORKOUT | FOOD (FUEL)

TYPE:

B _______
L _______

DURATION:

D _______

H2O

S _______

WORKOUT | FOOD (FUEL)

TYPE:

B _______
L _______

DURATION:

D _______

H2O

S _______

WORKOUT | FOOD (FUEL)

TYPE:

B _______
L _______

DURATION:

D _______

H2O

S _______

1. _______________
2. _______________
3. _______________
4. _______________
5. _______________

You've got this
FITNESS TRACKER

WEEK OF: / /

WORKOUT
TYPE:

DURATION:

H2O

FOOD (FUEL)
B
L
D
S

WORKOUT
TYPE:

DURATION:

H2O

FOOD (FUEL)
B
L
D
S

WORKOUT
TYPE:

DURATION:

H2O

FOOD (FUEL)
B
L
D
S

WORKOUT
TYPE:

DURATION:

H2O

FOOD (FUEL)
B
L
D
S

WORKOUT
TYPE:

DURATION:

H2O

FOOD (FUEL)
B
L
D
S

WORKOUT
TYPE:

DURATION:

H2O

FOOD (FUEL)
B
L
D
S

WORKOUT
TYPE:

DURATION:

H2O

FOOD (FUEL)
B
L
D
S

1.
2.
3.
4.
5.

You've got this
FITNESS TRACKER

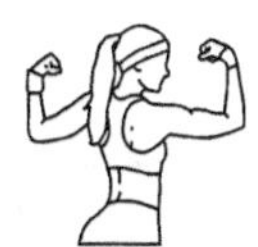

WEEK OF: / /

WORKOUT
TYPE:

DURATION:

H
2
0

FOOD (FUEL)
B ____________
L ____________
D ____________
S ____________

WORKOUT
TYPE:

DURATION:

H
2
0

FOOD (FUEL)
B ____________
L ____________
D ____________
S ____________

WORKOUT
TYPE:

DURATION:

H
2
0

FOOD (FUEL)
B ____________
L ____________
D ____________
S ____________

WORKOUT
TYPE:

DURATION:

H
2
0

FOOD (FUEL)
B ____________
L ____________
D ____________
S ____________

WORKOUT
TYPE:

DURATION:

H
2
0

FOOD (FUEL)
B ____________
L ____________
D ____________
S ____________

WORKOUT
TYPE:

DURATION:

H
2
0

FOOD (FUEL)
B ____________
L ____________
D ____________
S ____________

WORKOUT
TYPE:

DURATION:

H
2
0

FOOD (FUEL)
B ____________
L ____________
D ____________
S ____________

1. ____________
2. ____________
3. ____________
4. ____________
5. ____________

You've got this
FITNESS TRACKER

WEEK OF: / /

WORKOUT
TYPE:

DURATION:

H
2
0

FOOD (FUEL)

B _______________

L _______________

D _______________

S _______________

WORKOUT
TYPE:

DURATION:

H
2
0

FOOD (FUEL)

B _______________

L _______________

D _______________

S _______________

WORKOUT
TYPE:

DURATION:

H
2
0

FOOD (FUEL)

B _______________

L _______________

D _______________

S _______________

WORKOUT
TYPE:

DURATION:

H
2
0

FOOD (FUEL)

B _______________

L _______________

D _______________

S _______________

WORKOUT
TYPE:

DURATION:

H
2
0

FOOD (FUEL)

B _______________

L _______________

D _______________

S _______________

WORKOUT
TYPE:

DURATION:

H
2
0

FOOD (FUEL)

B _______________

L _______________

D _______________

S _______________

WORKOUT
TYPE:

DURATION:

H
2
0

FOOD (FUEL)

B _______________

L _______________

D _______________

S _______________

1. _______________

2. _______________

3. _______________

4. _______________

5. _______________

You've got this
FITNESS TRACKER

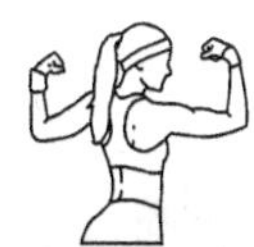

WEEK OF: / /

WORKOUT
TYPE:

DURATION:

H2O

FOOD (FUEL)
B
L
D
S

WORKOUT
TYPE:

DURATION:

H2O

FOOD (FUEL)
B
L
D
S

WORKOUT
TYPE:

DURATION:

H2O

FOOD (FUEL)
B
L
D
S

WORKOUT
TYPE:

DURATION:

H2O

FOOD (FUEL)
B
L
D
S

WORKOUT
TYPE:

DURATION:

H2O

FOOD (FUEL)
B
L
D
S

WORKOUT
TYPE:

DURATION:

H2O

FOOD (FUEL)
B
L
D
S

WORKOUT
TYPE:

DURATION:

H2O

FOOD (FUEL)
B
L
D
S

1.
2.
3.
4.
5.

You've got this
FITNESS TRACKER

WEEK OF: / /

Monday

WORKOUT
TYPE:

DURATION:

H2O 🍶🍶🍶🍶🍶🍶🍶🍶

FOOD (FUEL)
B_______________
L_______________
D_______________
S_______________

Tuesday

WORKOUT
TYPE:

DURATION:

H2O 🍶🍶🍶🍶🍶🍶🍶🍶

FOOD (FUEL)
B_______________
L_______________
D_______________
S_______________

Wednesday

WORKOUT
TYPE:

DURATION:

H2O 🍶🍶🍶🍶🍶🍶🍶🍶

FOOD (FUEL)
B_______________
L_______________
D_______________
S_______________

Thursday

WORKOUT
TYPE:

DURATION:

H2O 🍶🍶🍶🍶🍶🍶🍶🍶

FOOD (FUEL)
B_______________
L_______________
D_______________
S_______________

Friday

WORKOUT
TYPE:

DURATION:

H2O 🍶🍶🍶🍶🍶🍶🍶🍶

FOOD (FUEL)
B_______________
L_______________
D_______________
S_______________

Saturday

WORKOUT
TYPE:

DURATION:

H2O 🍶🍶🍶🍶🍶🍶🍶🍶

FOOD (FUEL)
B_______________
L_______________
D_______________
S_______________

Sunday

WORKOUT
TYPE:

DURATION:

H2O 🍶🍶🍶🍶🍶🍶🍶🍶

FOOD (FUEL)
B_______________
L_______________
D_______________
S_______________

Weekly Health Goals

1. _______________
2. _______________
3. _______________
4. _______________
5. _______________

You've got this
FITNESS TRACKER

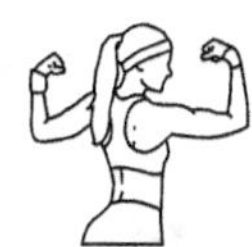

WEEK OF: ___ / ___ / ___

Monday

WORKOUT

TYPE:

DURATION:

H2O

FOOD (FUEL)

B ___________

L ___________

D ___________

S ___________

Tuesday

WORKOUT

TYPE:

DURATION:

H2O

FOOD (FUEL)

B ___________

L ___________

D ___________

S ___________

Wednesday

WORKOUT

TYPE:

DURATION:

H2O

FOOD (FUEL)

B ___________

L ___________

D ___________

S ___________

Thursday

WORKOUT

TYPE:

DURATION:

H2O

FOOD (FUEL)

B ___________

L ___________

D ___________

S ___________

Friday

WORKOUT

TYPE:

DURATION:

H2O

FOOD (FUEL)

B ___________

L ___________

D ___________

S ___________

Saturday

WORKOUT

TYPE:

DURATION:

H2O

FOOD (FUEL)

B ___________

L ___________

D ___________

S ___________

Sunday

WORKOUT

TYPE:

DURATION:

H2O

FOOD (FUEL)

B ___________

L ___________

D ___________

S ___________

Weekly Health Goals

1. ___________

2. ___________

3. ___________

4. ___________

5. ___________

Sweat is just fat crying.

You've got this
FITNESS TRACKER

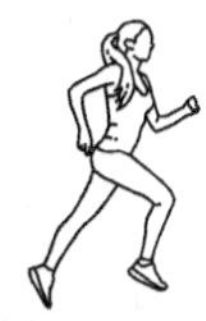

WEEK OF: / /

WORKOUT | FOOD (FUEL)
TYPE:

B _______
L _______
DURATION:
D _______
H2O
S _______

WORKOUT | FOOD (FUEL)
TYPE:

B _______
L _______
DURATION:
D _______
H2O
S _______

WORKOUT | FOOD (FUEL)
TYPE:

B _______
L _______
DURATION:
D _______
H2O
S _______

WORKOUT | FOOD (FUEL)
TYPE:

B _______
L _______
DURATION:
D _______
H2O
S _______

WORKOUT | FOOD (FUEL)
TYPE:

B _______
L _______
DURATION:
D _______
H2O
S _______

WORKOUT | FOOD (FUEL)
TYPE:

B _______
L _______
DURATION:
D _______
H2O
S _______

WORKOUT | FOOD (FUEL)
TYPE:

B _______
L _______
DURATION:
D _______
H2O
S _______

1. _______
2. _______
3. _______
4. _______
5. _______

You've got this
FITNESS TRACKER

WEEK OF: / /

WORKOUT
TYPE:

DURATION:

H2O

FOOD (FUEL)
B_______
L_______
D_______
S_______

WORKOUT
TYPE:

DURATION:

H2O

FOOD (FUEL)
B_______
L_______
D_______
S_______

WORKOUT
TYPE:

DURATION:

H2O

FOOD (FUEL)
B_______
L_______
D_______
S_______

WORKOUT
TYPE:

DURATION:

H2O

FOOD (FUEL)
B_______
L_______
D_______
S_______

WORKOUT
TYPE:

DURATION:

H2O

FOOD (FUEL)
B_______
L_______
D_______
S_______

WORKOUT
TYPE:

DURATION:

H2O

FOOD (FUEL)
B_______
L_______
D_______
S_______

WORKOUT
TYPE:

DURATION:

H2O

FOOD (FUEL)
B_______
L_______
D_______
S_______

1. _______
2. _______
3. _______
4. _______
5. _______

You've got this
FITNESS TRACKER

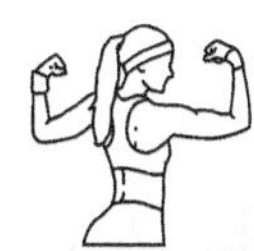

WEEK OF: / /

WORKOUT

TYPE:

DURATION:

H2O

FOOD (FUEL)

B ___________
L ___________
D ___________
S ___________

WORKOUT

TYPE:

DURATION:

H2O

FOOD (FUEL)

B ___________
L ___________
D ___________
S ___________

WORKOUT

TYPE:

DURATION:

H2O

FOOD (FUEL)

B ___________
L ___________
D ___________
S ___________

WORKOUT

TYPE:

DURATION:

H2O

FOOD (FUEL)

B ___________
L ___________
D ___________
S ___________

WORKOUT

TYPE:

DURATION:

H2O

FOOD (FUEL)

B ___________
L ___________
D ___________
S ___________

WORKOUT

TYPE:

DURATION:

H2O

FOOD (FUEL)

B ___________
L ___________
D ___________
S ___________

WORKOUT

TYPE:

DURATION:

H2O

FOOD (FUEL)

B ___________
L ___________
D ___________
S ___________

1. ___________
2. ___________
3. ___________
4. ___________
5. ___________

You've got this
FITNESS TRACKER

WEEK OF: / /

WORKOUT

TYPE:

DURATION:

H2O

FOOD (FUEL)

B _______________

L _______________

D _______________

S _______________

WORKOUT

TYPE:

DURATION:

H2O

FOOD (FUEL)

B _______________

L _______________

D _______________

S _______________

WORKOUT

TYPE:

DURATION:

H2O

FOOD (FUEL)

B _______________

L _______________

D _______________

S _______________

WORKOUT

TYPE:

DURATION:

H2O

FOOD (FUEL)

B _______________

L _______________

D _______________

S _______________

WORKOUT

TYPE:

DURATION:

H2O

FOOD (FUEL)

B _______________

L _______________

D _______________

S _______________

WORKOUT

TYPE:

DURATION:

H2O

FOOD (FUEL)

B _______________

L _______________

D _______________

S _______________

WORKOUT

TYPE:

DURATION:

H2O

FOOD (FUEL)

B _______________

L _______________

D _______________

S _______________

1. _______________
2. _______________
3. _______________
4. _______________
5. _______________

You've got this
FITNESS TRACKER

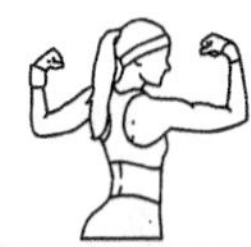

WEEK OF: / /

Monday

WORKOUT
TYPE:

DURATION:

H
2
O

FOOD (FUEL)
B ___________
L ___________
D ___________
S ___________

Tuesday

WORKOUT
TYPE:

DURATION:

H
2
O

FOOD (FUEL)
B ___________
L ___________
D ___________
S ___________

Wednesday

WORKOUT
TYPE:

DURATION:

H
2
O

FOOD (FUEL)
B ___________
L ___________
D ___________
S ___________

Thursday

WORKOUT
TYPE:

DURATION:

H
2
O

FOOD (FUEL)
B ___________
L ___________
D ___________
S ___________

Friday

WORKOUT
TYPE:

DURATION:

H
2
O

FOOD (FUEL)
B ___________
L ___________
D ___________
S ___________

Saturday

WORKOUT
TYPE:

DURATION:

H
2
O

FOOD (FUEL)
B ___________
L ___________
D ___________
S ___________

Sunday

WORKOUT
TYPE:

DURATION:

H
2
O

FOOD (FUEL)
B ___________
L ___________
D ___________
S ___________

Weekly Health Goals

1. ___________
2. ___________
3. ___________
4. ___________
5. ___________

You've got this
FITNESS TRACKER

WEEK OF: / /

WORKOUT | FOOD (FUEL)

TYPE:

B_______

L_______

DURATION:

D_______

H2O 🍶🍶🍶🍶🍶🍶🍶🍶   S_______

WORKOUT | FOOD (FUEL)

TYPE:

B_______

L_______

DURATION:

D_______

H2O 🍶🍶🍶🍶🍶🍶🍶🍶   S_______

WORKOUT | FOOD (FUEL)

TYPE:

B_______

L_______

DURATION:

D_______

H2O 🍶🍶🍶🍶🍶🍶🍶🍶   S_______

WORKOUT | FOOD (FUEL)

TYPE:

B_______

L_______

DURATION:

D_______

H2O 🍶🍶🍶🍶🍶🍶🍶🍶   S_______

WORKOUT | FOOD (FUEL)

TYPE:

B_______

L_______

DURATION:

D_______

H2O 🍶🍶🍶🍶🍶🍶🍶🍶   S_______

WORKOUT | FOOD (FUEL)

TYPE:

B_______

L_______

DURATION:

D_______

H2O 🍶🍶🍶🍶🍶🍶🍶🍶   S_______

WORKOUT | FOOD (FUEL)

TYPE:

B_______

L_______

DURATION:

D_______

H2O 🍶🍶🍶🍶🍶🍶🍶🍶   S_______

1. _______________________

2. _______________________

3. _______________________

4. _______________________

5. _______________________

You've got this
FITNESS TRACKER

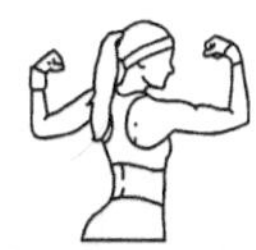

WEEK OF: / /

WORKOUT

TYPE:

DURATION:

H2O

FOOD (FUEL)

B
L
D
S

WORKOUT

TYPE:

DURATION:

H2O

FOOD (FUEL)

B
L
D
S

WORKOUT

TYPE:

DURATION:

H2O

FOOD (FUEL)

B
L
D
S

WORKOUT

TYPE:

DURATION:

H2O

FOOD (FUEL)

B
L
D
S

WORKOUT

TYPE:

DURATION:

H2O

FOOD (FUEL)

B
L
D
S

WORKOUT

TYPE:

DURATION:

H2O

FOOD (FUEL)

B
L
D
S

WORKOUT

TYPE:

DURATION:

H2O

FOOD (FUEL)

B
L
D
S

1.
2.
3.
4.
5.

You've got this
FITNESS TRACKER

WEEK OF: / /

WORKOUT

TYPE:

DURATION:

H2O

FOOD (FUEL)

B _______________
L _______________
D _______________
S _______________

WORKOUT

TYPE:

DURATION:

H2O

FOOD (FUEL)

B _______________
L _______________
D _______________
S _______________

WORKOUT

TYPE:

DURATION:

H2O

FOOD (FUEL)

B _______________
L _______________
D _______________
S _______________

WORKOUT

TYPE:

DURATION:

H2O

FOOD (FUEL)

B _______________
L _______________
D _______________
S _______________

WORKOUT

TYPE:

DURATION:

H2O

FOOD (FUEL)

B _______________
L _______________
D _______________
S _______________

WORKOUT

TYPE:

DURATION:

H2O

FOOD (FUEL)

B _______________
L _______________
D _______________
S _______________

WORKOUT

TYPE:

DURATION:

H2O

FOOD (FUEL)

B _______________
L _______________
D _______________
S _______________

1. _______________
2. _______________
3. _______________
4. _______________
5. _______________

You've got this
FITNESS TRACKER

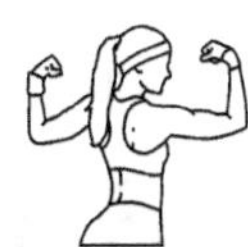

WEEK OF: / /

Monday

WORKOUT
TYPE:

DURATION:

H2O ☐☐☐☐☐☐☐☐

FOOD (FUEL)
B ___________
L ___________
D ___________
S ___________

Tuesday

WORKOUT
TYPE:

DURATION:

H2O ☐☐☐☐☐☐☐☐

FOOD (FUEL)
B ___________
L ___________
D ___________
S ___________

Wednesday

WORKOUT
TYPE:

DURATION:

H2O ☐☐☐☐☐☐☐☐

FOOD (FUEL)
B ___________
L ___________
D ___________
S ___________

Thursday

WORKOUT
TYPE:

DURATION:

H2O ☐☐☐☐☐☐☐☐

FOOD (FUEL)
B ___________
L ___________
D ___________
S ___________

Friday

WORKOUT
TYPE:

DURATION:

H2O ☐☐☐☐☐☐☐☐

FOOD (FUEL)
B ___________
L ___________
D ___________
S ___________

Saturday

WORKOUT
TYPE:

DURATION:

H2O ☐☐☐☐☐☐☐☐

FOOD (FUEL)
B ___________
L ___________
D ___________
S ___________

Sunday

WORKOUT
TYPE:

DURATION:

H2O ☐☐☐☐☐☐☐☐

FOOD (FUEL)
B ___________
L ___________
D ___________
S ___________

Weekly Health Goals

1. ___________
2. ___________
3. ___________
4. ___________
5. ___________

You've got this
FITNESS TRACKER

WEEK OF: / /

Monday

WORKOUT

TYPE:

DURATION:

H2O

FOOD (FUEL)

B

L

D

S

Tuesday

WORKOUT

TYPE:

DURATION:

H2O

FOOD (FUEL)

B

L

D

S

Wednesday

WORKOUT

TYPE:

DURATION:

H2O

FOOD (FUEL)

B

L

D

S

Thursday

WORKOUT

TYPE:

DURATION:

H2O

FOOD (FUEL)

B

L

D

S

Friday

WORKOUT

TYPE:

DURATION:

H2O

FOOD (FUEL)

B

L

D

S

Saturday

WORKOUT

TYPE:

DURATION:

H2O

FOOD (FUEL)

B

L

D

S

Sunday

WORKOUT

TYPE:

DURATION:

H2O

FOOD (FUEL)

B

L

D

S

Weekly Health Goals

1.
2.
3.
4.
5.

You've got this
FITNESS TRACKER

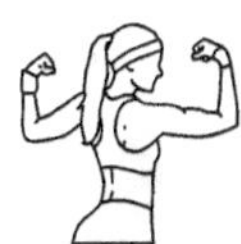

WEEK OF: / /

Monday

WORKOUT

TYPE:

DURATION:

H
2
0

FOOD (FUEL)

B

L

D

S

Tuesday

WORKOUT

TYPE:

DURATION:

H
2
0

FOOD (FUEL)

B

L

D

S

Wednesday

WORKOUT

TYPE:

DURATION:

H
2
0

FOOD (FUEL)

B

L

D

S

Thursday

WORKOUT

TYPE:

DURATION:

H
2
0

FOOD (FUEL)

B

L

D

S

Friday

WORKOUT

TYPE:

DURATION:

H
2
0

FOOD (FUEL)

B

L

D

S

Saturday

WORKOUT

TYPE:

DURATION:

H
2
0

FOOD (FUEL)

B

L

D

S

Sunday

WORKOUT

TYPE:

DURATION:

H
2
0

FOOD (FUEL)

B

L

D

S

Weekly Health Goals

1.

2.

3.

4.

5.

WEEK OF: / /

Monday

WORKOUT

TYPE:

____

DURATION:

H2O

FOOD (FUEL)

B_______________
L_______________
D_______________
S_______________

Tuesday

WORKOUT

TYPE:

____

DURATION:

H2O

FOOD (FUEL)

B_______________
L_______________
D_______________
S_______________

Wednesday

WORKOUT

TYPE:

____

DURATION:

H2O

FOOD (FUEL)

B_______________
L_______________
D_______________
S_______________

Thursday

WORKOUT

TYPE:

____

DURATION:

H2O

FOOD (FUEL)

B_______________
L_______________
D_______________
S_______________

Friday

WORKOUT

TYPE:

____

DURATION:

H2O

FOOD (FUEL)

B_______________
L_______________
D_______________
S_______________

Saturday

WORKOUT

TYPE:

____

DURATION:

H2O

FOOD (FUEL)

B_______________
L_______________
D_______________
S_______________

Sunday

WORKOUT

TYPE:

____

DURATION:

H2O

FOOD (FUEL)

B_______________
L_______________
D_______________
S_______________

Weekly Health Goals

1. _______________
2. _______________
3. _______________
4. _______________
5. _______________

You've got this
FITNESS TRACKER

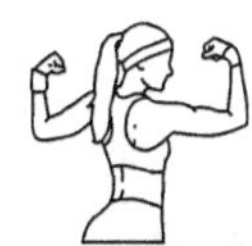

WEEK OF: / /

Monday

WORKOUT

TYPE:

DURATION:

H2O

FOOD (FUEL)

B ___________

L ___________

D ___________

S ___________

Tuesday

WORKOUT

TYPE:

DURATION:

H2O

FOOD (FUEL)

B ___________

L ___________

D ___________

S ___________

Wednesday

WORKOUT

TYPE:

DURATION:

H2O

FOOD (FUEL)

B ___________

L ___________

D ___________

S ___________

Thursday

WORKOUT

TYPE:

DURATION:

H2O

FOOD (FUEL)

B ___________

L ___________

D ___________

S ___________

Friday

WORKOUT

TYPE:

DURATION:

H2O

FOOD (FUEL)

B ___________

L ___________

D ___________

S ___________

Saturday

WORKOUT

TYPE:

DURATION:

H2O

FOOD (FUEL)

B ___________

L ___________

D ___________

S ___________

Sunday

WORKOUT

TYPE:

DURATION:

H2O

FOOD (FUEL)

B ___________

L ___________

D ___________

S ___________

Weekly Health Goals

1. _______________________

2. _______________________

3. _______________________

4. _______________________

5. _______________________

You've got this
FITNESS TRACKER

WEEK OF: / /

WORKOUT | FOOD (FUEL)

TYPE:

B_____________

L_____________

DURATION:

D_____________

H2O

S_____________

WORKOUT | FOOD (FUEL)

TYPE:

B_____________

L_____________

DURATION:

D_____________

H2O

S_____________

WORKOUT | FOOD (FUEL)

TYPE:

B_____________

L_____________

DURATION:

D_____________

H2O

S_____________

WORKOUT | FOOD (FUEL)

TYPE:

B_____________

L_____________

DURATION:

D_____________

H2O

S_____________

WORKOUT | FOOD (FUEL)

TYPE:

B_____________

L_____________

DURATION:

D_____________

H2O

S_____________

WORKOUT | FOOD (FUEL)

TYPE:

B_____________

L_____________

DURATION:

D_____________

H2O

S_____________

WORKOUT | FOOD (FUEL)

TYPE:

B_____________

L_____________

DURATION:

D_____________

H2O

S_____________

1. _______________

2. _______________

3. _______________

4. _______________

5. _______________

You've got this
FITNESS TRACKER

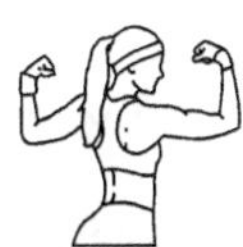

WEEK OF: / /

WORKOUT
TYPE:

DURATION:

H2O

FOOD (FUEL)
B_______________
L_______________
D_______________
S_______________

WORKOUT
TYPE:

DURATION:

H2O

FOOD (FUEL)
B_______________
L_______________
D_______________
S_______________

WORKOUT
TYPE:

DURATION:

H2O

FOOD (FUEL)
B_______________
L_______________
D_______________
S_______________

WORKOUT
TYPE:

DURATION:

H2O

FOOD (FUEL)
B_______________
L_______________
D_______________
S_______________

WORKOUT
TYPE:

DURATION:

H2O

FOOD (FUEL)
B_______________
L_______________
D_______________
S_______________

WORKOUT
TYPE:

DURATION:

H2O

FOOD (FUEL)
B_______________
L_______________
D_______________
S_______________

WORKOUT
TYPE:

DURATION:

H2O

FOOD (FUEL)
B_______________
L_______________
D_______________
S_______________

1. _______________
2. _______________
3. _______________
4. _______________
5. _______________

You've got this
FITNESS TRACKER

WEEK OF: / /

WORKOUT
TYPE:

DURATION:

H2O

FOOD (FUEL)
B _______
L _______
D _______
S _______

WORKOUT
TYPE:

DURATION:

H2O

FOOD (FUEL)
B _______
L _______
D _______
S _______

WORKOUT
TYPE:

DURATION:

H2O

FOOD (FUEL)
B _______
L _______
D _______
S _______

WORKOUT
TYPE:

DURATION:

H2O

FOOD (FUEL)
B _______
L _______
D _______
S _______

WORKOUT
TYPE:

DURATION:

H2O

FOOD (FUEL)
B _______
L _______
D _______
S _______

WORKOUT
TYPE:

DURATION:

H2O

FOOD (FUEL)
B _______
L _______
D _______
S _______

WORKOUT
TYPE:

DURATION:

H2O

FOOD (FUEL)
B _______
L _______
D _______
S _______

1. _______
2. _______
3. _______
4. _______
5. _______

You've got this
FITNESS TRACKER

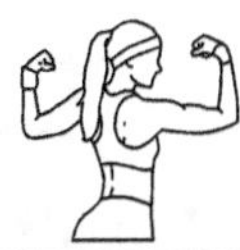

WEEK OF: ___ / ___ / ___

WORKOUT

TYPE:

DURATION:

H2O

FOOD (FUEL)

B ___________
L ___________
D ___________
S ___________

WORKOUT

TYPE:

DURATION:

H2O

FOOD (FUEL)

B ___________
L ___________
D ___________
S ___________

WORKOUT

TYPE:

DURATION:

H2O

FOOD (FUEL)

B ___________
L ___________
D ___________
S ___________

WORKOUT

TYPE:

DURATION:

H2O

FOOD (FUEL)

B ___________
L ___________
D ___________
S ___________

WORKOUT

TYPE:

DURATION:

H2O

FOOD (FUEL)

B ___________
L ___________
D ___________
S ___________

WORKOUT

TYPE:

DURATION:

H2O

FOOD (FUEL)

B ___________
L ___________
D ___________
S ___________

WORKOUT

TYPE:

DURATION:

H2O

FOOD (FUEL)

B ___________
L ___________
D ___________
S ___________

1. ___________
2. ___________
3. ___________
4. ___________
5. ___________

You've got this
FITNESS TRACKER

WEEK OF: / /

WORKOUT

TYPE:

DURATION:

H2O

FOOD (FUEL)

B_______

L_______

D_______

S_______

WORKOUT

TYPE:

DURATION:

H2O

FOOD (FUEL)

B_______

L_______

D_______

S_______

WORKOUT

TYPE:

DURATION:

H2O

FOOD (FUEL)

B_______

L_______

D_______

S_______

WORKOUT

TYPE:

DURATION:

H2O

FOOD (FUEL)

B_______

L_______

D_______

S_______

WORKOUT

TYPE:

DURATION:

H2O

FOOD (FUEL)

B_______

L_______

D_______

S_______

WORKOUT

TYPE:

DURATION:

H2O

FOOD (FUEL)

B_______

L_______

D_______

S_______

WORKOUT

TYPE:

DURATION:

H2O

FOOD (FUEL)

B_______

L_______

D_______

S_______

1. _______________

2. _______________

3. _______________

4. _______________

5. _______________

You've got this
FITNESS TRACKER

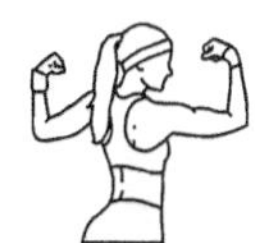

WEEK OF: / /

WORKOUT

TYPE:

DURATION:

H2O

FOOD (FUEL)

B

L

D

S

WORKOUT

TYPE:

DURATION:

H2O

FOOD (FUEL)

B

L

D

S

WORKOUT

TYPE:

DURATION:

H2O

FOOD (FUEL)

B

L

D

S

WORKOUT

TYPE:

DURATION:

H2O

FOOD (FUEL)

B

L

D

S

WORKOUT

TYPE:

DURATION:

H2O

FOOD (FUEL)

B

L

D

S

WORKOUT

TYPE:

DURATION:

H2O

FOOD (FUEL)

B

L

D

S

WORKOUT

TYPE:

DURATION:

H2O

FOOD (FUEL)

B

L

D

S

1.

2.

3.

4.

5.

FITNESS TRACKER

WEEK OF: / /

Monday

WORKOUT
TYPE:

DURATION:

H2O

FOOD (FUEL)
B

L

D

S

Tuesday

WORKOUT
TYPE:

DURATION:

H2O

FOOD (FUEL)
B

L

D

S

Wednesday

WORKOUT
TYPE:

DURATION:

H2O

FOOD (FUEL)
B

L

D

S

Thursday

WORKOUT
TYPE:

DURATION:

H2O

FOOD (FUEL)
B

L

D

S

Friday

WORKOUT
TYPE:

DURATION:

H2O

FOOD (FUEL)
B

L

D

S

Saturday

WORKOUT
TYPE:

DURATION:

H2O

FOOD (FUEL)
B

L

D

S

Sunday

WORKOUT
TYPE:

DURATION:

H2O

FOOD (FUEL)
B

L

D

S

Weekly Health Goals

1.

2.

3.

4.

5.

You've got this
FITNESS TRACKER

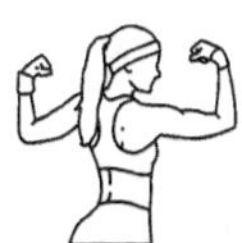

WEEK OF: / /

Monday

WORKOUT

TYPE:

DURATION:

H2O

FOOD (FUEL)

B _______________

L _______________

D _______________

S _______________

Tuesday

WORKOUT

TYPE:

DURATION:

H2O

FOOD (FUEL)

B _______________

L _______________

D _______________

S _______________

Wednesday

WORKOUT

TYPE:

DURATION:

H2O

FOOD (FUEL)

B _______________

L _______________

D _______________

S _______________

Thursday

WORKOUT

TYPE:

DURATION:

H2O

FOOD (FUEL)

B _______________

L _______________

D _______________

S _______________

Friday

WORKOUT

TYPE:

DURATION:

H2O

FOOD (FUEL)

B _______________

L _______________

D _______________

S _______________

Saturday

WORKOUT

TYPE:

DURATION:

H2O

FOOD (FUEL)

B _______________

L _______________

D _______________

S _______________

Sunday

WORKOUT

TYPE:

DURATION:

H2O

FOOD (FUEL)

B _______________

L _______________

D _______________

S _______________

Weekly Health Goals

1. _______________
2. _______________
3. _______________
4. _______________
5. _______________

You've got this
FITNESS TRACKER

WEEK OF: / /

WORKOUT | FOOD (FUEL)

TYPE:

B_____
L_____
DURATION:
D_____
H2O
S_____

WORKOUT | FOOD (FUEL)

TYPE:

B_____
L_____
DURATION:
D_____
H2O
S_____

WORKOUT | FOOD (FUEL)

TYPE:

B_____
L_____
DURATION:
D_____
H2O
S_____

WORKOUT | FOOD (FUEL)

TYPE:

B_____
L_____
DURATION:
D_____
H2O
S_____

WORKOUT | FOOD (FUEL)

TYPE:

B_____
L_____
DURATION:
D_____
H2O
S_____

WORKOUT | FOOD (FUEL)

TYPE:

B_____
L_____
DURATION:
D_____
H2O
S_____

WORKOUT | FOOD (FUEL)

TYPE:

B_____
L_____
DURATION:
D_____
H2O
S_____

1. _____
2. _____
3. _____
4. _____
5. _____

You've got this
FITNESS TRACKER

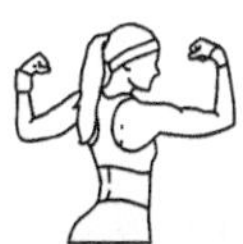

WEEK OF: __ / __ / __

Monday

WORKOUT	FOOD (FUEL)
TYPE:	B _____________
	L _____________
DURATION:	D _____________
H2O ⬜⬜⬜⬜⬜⬜⬜⬜	S _____________

Tuesday

WORKOUT	FOOD (FUEL)
TYPE:	B _____________
	L _____________
DURATION:	D _____________
H2O ⬜⬜⬜⬜⬜⬜⬜⬜	S _____________

Wednesday

WORKOUT	FOOD (FUEL)
TYPE:	B _____________
	L _____________
DURATION:	D _____________
H2O ⬜⬜⬜⬜⬜⬜⬜⬜	S _____________

Thursday

WORKOUT	FOOD (FUEL)
TYPE:	B _____________
	L _____________
DURATION:	D _____________
H2O ⬜⬜⬜⬜⬜⬜⬜⬜	S _____________

Friday

WORKOUT	FOOD (FUEL)
TYPE:	B _____________
	L _____________
DURATION:	D _____________
H2O ⬜⬜⬜⬜⬜⬜⬜⬜	S _____________

Saturday

WORKOUT	FOOD (FUEL)
TYPE:	B _____________
	L _____________
DURATION:	D _____________
H2O ⬜⬜⬜⬜⬜⬜⬜⬜	S _____________

Sunday

WORKOUT	FOOD (FUEL)
TYPE:	B _____________
	L _____________
DURATION:	D _____________
H2O ⬜⬜⬜⬜⬜⬜⬜⬜	S _____________

Weekly Health Goals

1. _______________________
2. _______________________
3. _______________________
4. _______________________
5. _______________________

You've got this
FITNESS TRACKER

WEEK OF: / /

WORKOUT | **FOOD (FUEL)**

TYPE:

B____________

L____________

DURATION:

D____________

H
2
0

S____________

WORKOUT | **FOOD (FUEL)**

TYPE:

B____________

L____________

DURATION:

D____________

H
2
0

S____________

WORKOUT | **FOOD (FUEL)**

TYPE:

B____________

L____________

DURATION:

D____________

H
2
0

S____________

WORKOUT | **FOOD (FUEL)**

TYPE:

B____________

L____________

DURATION:

D____________

H
2
0

S____________

WORKOUT | **FOOD (FUEL)**

TYPE:

B____________

L____________

DURATION:

D____________

H
2
0

S____________

WORKOUT | **FOOD (FUEL)**

TYPE:

B____________

L____________

DURATION:

D____________

H
2
0

S____________

WORKOUT | **FOOD (FUEL)**

TYPE:

B____________

L____________

DURATION:

D____________

H
2
0

S____________

1. ____________________

2. ____________________

3. ____________________

4. ____________________

5. ____________________

You've got this
FITNESS TRACKER

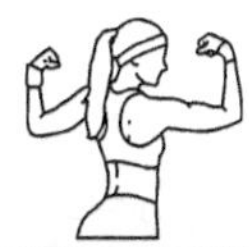

WEEK OF: / /

WORKOUT

TYPE:

DURATION:

H2O

FOOD (FUEL)

B

L

D

S

WORKOUT

TYPE:

DURATION:

H2O

FOOD (FUEL)

B

L

D

S

WORKOUT

TYPE:

DURATION:

H2O

FOOD (FUEL)

B

L

D

S

WORKOUT

TYPE:

DURATION:

H2O

FOOD (FUEL)

B

L

D

S

WORKOUT

TYPE:

DURATION:

H2O

FOOD (FUEL)

B

L

D

S

WORKOUT

TYPE:

DURATION:

H2O

FOOD (FUEL)

B

L

D

S

WORKOUT

TYPE:

DURATION:

H2O

FOOD (FUEL)

B

L

D

S

1.

2.

3.

4.

5.

You've got this
FITNESS TRACKER

WEEK OF: / /

WORKOUT
TYPE:

DURATION:

H2O

FOOD (FUEL)
B
L
D
S

WORKOUT
TYPE:

DURATION:

H2O

FOOD (FUEL)
B
L
D
S

WORKOUT
TYPE:

DURATION:

H2O

FOOD (FUEL)
B
L
D
S

WORKOUT
TYPE:

DURATION:

H2O

FOOD (FUEL)
B
L
D
S

WORKOUT
TYPE:

DURATION:

H2O

FOOD (FUEL)
B
L
D
S

WORKOUT
TYPE:

DURATION:

H2O

FOOD (FUEL)
B
L
D
S

WORKOUT
TYPE:

DURATION:

H2O

FOOD (FUEL)
B
L
D
S

1.
2.
3.
4.
5.

You've got this
FITNESS TRACKER

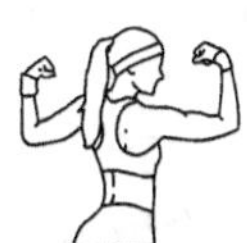

WEEK OF: / /

Monday

WORKOUT
TYPE:

DURATION:

H2O

FOOD (FUEL)
B _______________

L _______________

D _______________

S _______________

Tuesday

WORKOUT
TYPE:

DURATION:

H2O

FOOD (FUEL)
B _______________

L _______________

D _______________

S _______________

Wednesday

WORKOUT
TYPE:

DURATION:

H2O

FOOD (FUEL)
B _______________

L _______________

D _______________

S _______________

Thursday

WORKOUT
TYPE:

DURATION:

H2O

FOOD (FUEL)
B _______________

L _______________

D _______________

S _______________

Friday

WORKOUT
TYPE:

DURATION:

H2O

FOOD (FUEL)
B _______________

L _______________

D _______________

S _______________

Saturday

WORKOUT
TYPE:

DURATION:

H2O

FOOD (FUEL)
B _______________

L _______________

D _______________

S _______________

Sunday

WORKOUT
TYPE:

DURATION:

H2O

FOOD (FUEL)
B _______________

L _______________

D _______________

S _______________

Weekly Health Goals

1. _______________
2. _______________
3. _______________
4. _______________
5. _______________

You've got this
FITNESS TRACKER

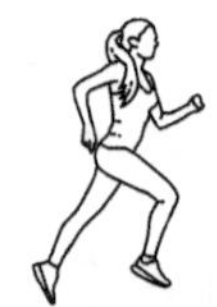

WEEK OF: /   /

Monday

WORKOUT

TYPE:

DURATION:

H2O

FOOD (FUEL)

B

L

D

S

Tuesday

WORKOUT

TYPE:

DURATION:

H2O

FOOD (FUEL)

B

L

D

S

Wednesday

WORKOUT

TYPE:

DURATION:

H2O

FOOD (FUEL)

B

L

D

S

Thursday

WORKOUT

TYPE:

DURATION:

H2O

FOOD (FUEL)

B

L

D

S

Friday

WORKOUT

TYPE:

DURATION:

H2O

FOOD (FUEL)

B

L

D

S

Saturday

WORKOUT

TYPE:

DURATION:

H2O

FOOD (FUEL)

B

L

D

S

Sunday

WORKOUT

TYPE:

DURATION:

H2O

FOOD (FUEL)

B

L

D

S

Weekly Health Goals

1.

2.

3.

4.

5.

Stop waiting for things to happen. Go out and make them happen!

You've got this
FITNESS TRACKER

WEEK OF: / /

WORKOUT | FOOD (FUEL)

TYPE:

DURATION:

H2O

B_______
L_______
D_______
S_______

WORKOUT | FOOD (FUEL)

TYPE:

DURATION:

H2O

B_______
L_______
D_______
S_______

WORKOUT | FOOD (FUEL)

TYPE:

DURATION:

H2O

B_______
L_______
D_______
S_______

WORKOUT | FOOD (FUEL)

TYPE:

DURATION:

H2O

B_______
L_______
D_______
S_______

WORKOUT | FOOD (FUEL)

TYPE:

DURATION:

H2O

B_______
L_______
D_______
S_______

WORKOUT | FOOD (FUEL)

TYPE:

DURATION:

H2O

B_______
L_______
D_______
S_______

WORKOUT | FOOD (FUEL)

TYPE:

DURATION:

H2O

B_______
L_______
D_______
S_______

1. _______
2. _______
3. _______
4. _______
5. _______

You've got this
FITNESS TRACKER

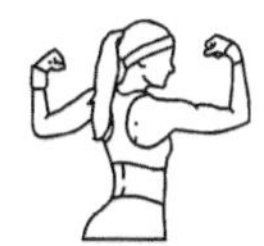

WEEK OF: / /

WORKOUT

TYPE:

DURATION:

H2O

FOOD (FUEL)

B ____________
L ____________
D ____________
S ____________

WORKOUT

TYPE:

DURATION:

H2O

FOOD (FUEL)

B ____________
L ____________
D ____________
S ____________

WORKOUT

TYPE:

DURATION:

H2O

FOOD (FUEL)

B ____________
L ____________
D ____________
S ____________

WORKOUT

TYPE:

DURATION:

H2O

FOOD (FUEL)

B ____________
L ____________
D ____________
S ____________

WORKOUT

TYPE:

DURATION:

H2O

FOOD (FUEL)

B ____________
L ____________
D ____________
S ____________

WORKOUT

TYPE:

DURATION:

H2O

FOOD (FUEL)

B ____________
L ____________
D ____________
S ____________

WORKOUT

TYPE:

DURATION:

H2O

FOOD (FUEL)

B ____________
L ____________
D ____________
S ____________

1. ____________
2. ____________
3. ____________
4. ____________
5. ____________

You've got this
FITNESS TRACKER

WEEK OF: / /

WORKOUT

TYPE:

DURATION:

H2O

FOOD (FUEL)

B

L

D

S

WORKOUT

TYPE:

DURATION:

H2O

FOOD (FUEL)

B

L

D

S

WORKOUT

TYPE:

DURATION:

H2O

FOOD (FUEL)

B

L

D

S

WORKOUT

TYPE:

DURATION:

H2O

FOOD (FUEL)

B

L

D

S

WORKOUT

TYPE:

DURATION:

H2O

FOOD (FUEL)

B

L

D

S

WORKOUT

TYPE:

DURATION:

H2O

FOOD (FUEL)

B

L

D

S

WORKOUT

TYPE:

DURATION:

H2O

FOOD (FUEL)

B

L

D

S

1.

2.

3.

4.

5.

You've got this
FITNESS TRACKER

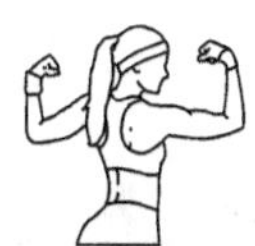

WEEK OF: / /

WORKOUT

TYPE:

DURATION:

H2O

FOOD (FUEL)

B ___________
L ___________
D ___________
S ___________

WORKOUT

TYPE:

DURATION:

H2O

FOOD (FUEL)

B ___________
L ___________
D ___________
S ___________

WORKOUT

TYPE:

DURATION:

H2O

FOOD (FUEL)

B ___________
L ___________
D ___________
S ___________

WORKOUT

TYPE:

DURATION:

H2O

FOOD (FUEL)

B ___________
L ___________
D ___________
S ___________

WORKOUT

TYPE:

DURATION:

H2O

FOOD (FUEL)

B ___________
L ___________
D ___________
S ___________

WORKOUT

TYPE:

DURATION:

H2O

FOOD (FUEL)

B ___________
L ___________
D ___________
S ___________

WORKOUT

TYPE:

DURATION:

H2O

FOOD (FUEL)

B ___________
L ___________
D ___________
S ___________

1. ___________
2. ___________
3. ___________
4. ___________
5. ___________

WEEK OF: / /

Monday

WORKOUT	FOOD (FUEL)
TYPE:	B________
	L________
DURATION:	D________
H2O	S________

Tuesday

WORKOUT	FOOD (FUEL)
TYPE:	B________
	L________
DURATION:	D________
H2O	S________

Wednesday

WORKOUT	FOOD (FUEL)
TYPE:	B________
	L________
DURATION:	D________
H2O	S________

Thursday

WORKOUT	FOOD (FUEL)
TYPE:	B________
	L________
DURATION:	D________
H2O	S________

Friday

WORKOUT	FOOD (FUEL)
TYPE:	B________
	L________
DURATION:	D________
H2O	S________

Saturday

WORKOUT	FOOD (FUEL)
TYPE:	B________
	L________
DURATION:	D________
H2O	S________

Sunday

WORKOUT	FOOD (FUEL)
TYPE:	B________
	L________
DURATION:	D________
H2O	S________

Weekly Health Goals

1. ________
2. ________
3. ________
4. ________
5. ________

You've got this
FITNESS TRACKER

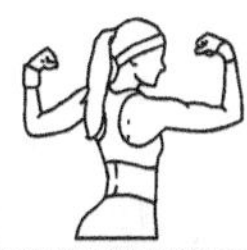

WEEK OF: / /

Monday

WORKOUT	FOOD (FUEL)
TYPE:	B______________
	L______________
DURATION:	D______________
H2O 🍶🍶🍶🍶🍶🍶🍶🍶	S______________

Tuesday

WORKOUT	FOOD (FUEL)
TYPE:	B______________
	L______________
DURATION:	D______________
H2O 🍶🍶🍶🍶🍶🍶🍶🍶	S______________

Wednesday

WORKOUT	FOOD (FUEL)
TYPE:	B______________
	L______________
DURATION:	D______________
H2O 🍶🍶🍶🍶🍶🍶🍶🍶	S______________

Thursday

WORKOUT	FOOD (FUEL)
TYPE:	B______________
	L______________
DURATION:	D______________
H2O 🍶🍶🍶🍶🍶🍶🍶🍶	S______________

Friday

WORKOUT	FOOD (FUEL)
TYPE:	B______________
	L______________
DURATION:	D______________
H2O 🍶🍶🍶🍶🍶🍶🍶🍶	S______________

Saturday

WORKOUT	FOOD (FUEL)
TYPE:	B______________
	L______________
DURATION:	D______________
H2O 🍶🍶🍶🍶🍶🍶🍶🍶	S______________

Sunday

WORKOUT	FOOD (FUEL)
TYPE:	B______________
	L______________
DURATION:	D______________
H2O 🍶🍶🍶🍶🍶🍶🍶🍶	S______________

Weekly Health Goals

1. ______________________
2. ______________________
3. ______________________
4. ______________________
5. ______________________

You've got this
FITNESS TRACKER

WEEK OF: / /

WORKOUT

TYPE:

DURATION:

H
2
O

FOOD (FUEL)

B

L

D

S

WORKOUT

TYPE:

DURATION:

H
2
O

FOOD (FUEL)

B

L

D

S

WORKOUT

TYPE:

DURATION:

H
2
O

FOOD (FUEL)

B

L

D

S

WORKOUT

TYPE:

DURATION:

H
2
O

FOOD (FUEL)

B

L

D

S

WORKOUT

TYPE:

DURATION:

H
2
O

FOOD (FUEL)

B

L

D

S

WORKOUT

TYPE:

DURATION:

H
2
O

FOOD (FUEL)

B

L

D

S

WORKOUT

TYPE:

DURATION:

H
2
O

FOOD (FUEL)

B

L

D

S

1.

2.

3.

4.

5.

You've got this
FITNESS TRACKER

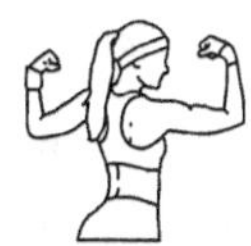

WEEK OF: / /

WORKOUT | **FOOD (FUEL)**

TYPE:

B ________

L ________

DURATION:

D ________

H2O 🍶🍶🍶🍶🍶🍶🍶🍶

S ________

WORKOUT | **FOOD (FUEL)**

TYPE:

B ________

L ________

DURATION:

D ________

H2O 🍶🍶🍶🍶🍶🍶🍶🍶

S ________

WORKOUT | **FOOD (FUEL)**

TYPE:

B ________

L ________

DURATION:

D ________

H2O 🍶🍶🍶🍶🍶🍶🍶🍶

S ________

WORKOUT | **FOOD (FUEL)**

TYPE:

B ________

L ________

DURATION:

D ________

H2O 🍶🍶🍶🍶🍶🍶🍶🍶

S ________

WORKOUT | **FOOD (FUEL)**

TYPE:

B ________

L ________

DURATION:

D ________

H2O 🍶🍶🍶🍶🍶🍶🍶🍶

S ________

WORKOUT | **FOOD (FUEL)**

TYPE:

B ________

L ________

DURATION:

D ________

H2O 🍶🍶🍶🍶🍶🍶🍶🍶

S ________

WORKOUT | **FOOD (FUEL)**

TYPE:

B ________

L ________

DURATION:

D ________

H2O 🍶🍶🍶🍶🍶🍶🍶🍶

S ________

1. ____________________

2. ____________________

3. ____________________

4. ____________________

5. ____________________

You've got this
FITNESS TRACKER

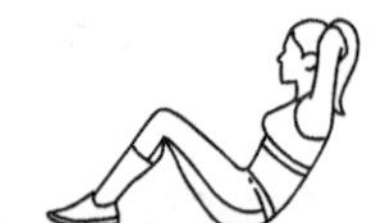

WEEK OF: ___/___/___

WORKOUT | **FOOD (FUEL)**

TYPE:

B_______________
L_______________

DURATION:

D_______________

H2O ▯▯▯▯▯▯▯▯

S_______________

WORKOUT | **FOOD (FUEL)**

TYPE:

B_______________
L_______________

DURATION:

D_______________

H2O ▯▯▯▯▯▯▯▯

S_______________

WORKOUT | **FOOD (FUEL)**

TYPE:

B_______________
L_______________

DURATION:

D_______________

H2O ▯▯▯▯▯▯▯▯

S_______________

WORKOUT | **FOOD (FUEL)**

TYPE:

B_______________
L_______________

DURATION:

D_______________

H2O ▯▯▯▯▯▯▯▯

S_______________

WORKOUT | **FOOD (FUEL)**

TYPE:

B_______________
L_______________

DURATION:

D_______________

H2O ▯▯▯▯▯▯▯▯

S_______________

WORKOUT | **FOOD (FUEL)**

TYPE:

B_______________
L_______________

DURATION:

D_______________

H2O ▯▯▯▯▯▯▯▯

S_______________

WORKOUT | **FOOD (FUEL)**

TYPE:

B_______________
L_______________

DURATION:

D_______________

H2O ▯▯▯▯▯▯▯▯

S_______________

1. _______________
2. _______________
3. _______________
4. _______________
5. _______________

You've got this
FITNESS TRACKER

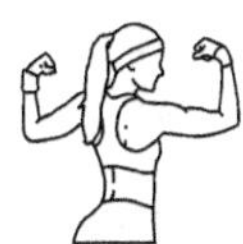

WEEK OF: /   /

WORKOUT
TYPE:

DURATION:

H
2
0

FOOD (FUEL)
B _______________
L _______________
D _______________
S _______________

WORKOUT
TYPE:

DURATION:

H
2
0

FOOD (FUEL)
B _______________
L _______________
D _______________
S _______________

WORKOUT
TYPE:

DURATION:

H
2
0

FOOD (FUEL)
B _______________
L _______________
D _______________
S _______________

WORKOUT
TYPE:

DURATION:

H
2
0

FOOD (FUEL)
B _______________
L _______________
D _______________
S _______________

WORKOUT
TYPE:

DURATION:

H
2
0

FOOD (FUEL)
B _______________
L _______________
D _______________
S _______________

WORKOUT
TYPE:

DURATION:

H
2
0

FOOD (FUEL)
B _______________
L _______________
D _______________
S _______________

WORKOUT
TYPE:

DURATION:

H
2
0

FOOD (FUEL)
B _______________
L _______________
D _______________
S _______________

1. _______________
2. _______________
3. _______________
4. _______________
5. _______________

You've got this
FITNESS TRACKER

WEEK OF: /   /

WORKOUT | FOOD (FUEL)

TYPE:

B__________

L__________

DURATION:

D__________

H2O

S__________

WORKOUT | FOOD (FUEL)

TYPE:

B__________

L__________

DURATION:

D__________

H2O

S__________

WORKOUT | FOOD (FUEL)

TYPE:

B__________

L__________

DURATION:

D__________

H2O

S__________

WORKOUT | FOOD (FUEL)

TYPE:

B__________

L__________

DURATION:

D__________

H2O

S__________

WORKOUT | FOOD (FUEL)

TYPE:

B__________

L__________

DURATION:

D__________

H2O

S__________

WORKOUT | FOOD (FUEL)

TYPE:

B__________

L__________

DURATION:

D__________

H2O

S__________

WORKOUT | FOOD (FUEL)

TYPE:

B__________

L__________

DURATION:

D__________

H2O

S__________

1. __________

2. __________

3. __________

4. __________

5. __________

You've got this
FITNESS TRACKER

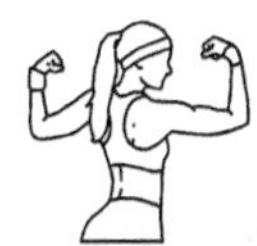

WEEK OF: / /

WORKOUT

TYPE:

DURATION:

H2O

FOOD (FUEL)

B _______________

L _______________

D _______________

S _______________

WORKOUT

TYPE:

DURATION:

H2O

FOOD (FUEL)

B _______________

L _______________

D _______________

S _______________

WORKOUT

TYPE:

DURATION:

H2O

FOOD (FUEL)

B _______________

L _______________

D _______________

S _______________

WORKOUT

TYPE:

DURATION:

H2O

FOOD (FUEL)

B _______________

L _______________

D _______________

S _______________

WORKOUT

TYPE:

DURATION:

H2O

FOOD (FUEL)

B _______________

L _______________

D _______________

S _______________

WORKOUT

TYPE:

DURATION:

H2O

FOOD (FUEL)

B _______________

L _______________

D _______________

S _______________

WORKOUT

TYPE:

DURATION:

H2O

FOOD (FUEL)

B _______________

L _______________

D _______________

S _______________

1. _______________
2. _______________
3. _______________
4. _______________
5. _______________

You've got this
FITNESS TRACKER

WEEK OF: / /

WORKOUT

TYPE:

DURATION:

H2O

FOOD (FUEL)

B

L

D

S

WORKOUT

TYPE:

DURATION:

H2O

FOOD (FUEL)

B

L

D

S

WORKOUT

TYPE:

DURATION:

H2O

FOOD (FUEL)

B

L

D

S

WORKOUT

TYPE:

DURATION:

H2O

FOOD (FUEL)

B

L

D

S

WORKOUT

TYPE:

DURATION:

H2O

FOOD (FUEL)

B

L

D

S

WORKOUT

TYPE:

DURATION:

H2O

FOOD (FUEL)

B

L

D

S

WORKOUT

TYPE:

DURATION:

H2O

FOOD (FUEL)

B

L

D

S

1.

2.

3.

4.

5.

You've got this
FITNESS TRACKER

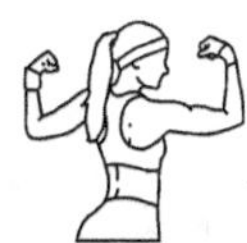

WEEK OF: __/__/__

Monday

WORKOUT
TYPE:

DURATION:

H2O 🍶🍶🍶🍶🍶🍶🍶🍶

FOOD (FUEL)
B ______
L ______
D ______
S ______

Tuesday

WORKOUT
TYPE:

DURATION:

H2O 🍶🍶🍶🍶🍶🍶🍶🍶

FOOD (FUEL)
B ______
L ______
D ______
S ______

Wednesday

WORKOUT
TYPE:

DURATION:

H2O 🍶🍶🍶🍶🍶🍶🍶🍶

FOOD (FUEL)
B ______
L ______
D ______
S ______

Thursday

WORKOUT
TYPE:

DURATION:

H2O 🍶🍶🍶🍶🍶🍶🍶🍶

FOOD (FUEL)
B ______
L ______
D ______
S ______

Friday

WORKOUT
TYPE:

DURATION:

H2O 🍶🍶🍶🍶🍶🍶🍶🍶

FOOD (FUEL)
B ______
L ______
D ______
S ______

Saturday

WORKOUT
TYPE:

DURATION:

H2O 🍶🍶🍶🍶🍶🍶🍶🍶

FOOD (FUEL)
B ______
L ______
D ______
S ______

Sunday

WORKOUT
TYPE:

DURATION:

H2O 🍶🍶🍶🍶🍶🍶🍶🍶

FOOD (FUEL)
B ______
L ______
D ______
S ______

Weekly Health Goals

1. ______
2. ______
3. ______
4. ______
5. ______

You've got this
FITNESS TRACKER

WEEK OF: / /

Monday

WORKOUT

TYPE:

DURATION:

H2O

FOOD (FUEL)

B ________________

L ________________

D ________________

S ________________

Tuesday

WORKOUT

TYPE:

DURATION:

H2O

FOOD (FUEL)

B ________________

L ________________

D ________________

S ________________

Wednesday

WORKOUT

TYPE:

DURATION:

H2O

FOOD (FUEL)

B ________________

L ________________

D ________________

S ________________

Thursday

WORKOUT

TYPE:

DURATION:

H2O

FOOD (FUEL)

B ________________

L ________________

D ________________

S ________________

Friday

WORKOUT

TYPE:

DURATION:

H2O

FOOD (FUEL)

B ________________

L ________________

D ________________

S ________________

Saturday

WORKOUT

TYPE:

DURATION:

H2O

FOOD (FUEL)

B ________________

L ________________

D ________________

S ________________

Sunday

WORKOUT

TYPE:

DURATION:

H2O

FOOD (FUEL)

B ________________

L ________________

D ________________

S ________________

Weekly Health Goals

1. ________________
2. ________________
3. ________________
4. ________________
5. ________________

You've got this
FITNESS TRACKER

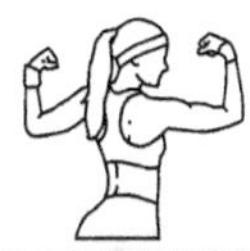

WEEK OF: / /

WORKOUT | **FOOD (FUEL)**

TYPE:

B _______
L _______

DURATION:

D _______

H2O

S _______

WORKOUT | **FOOD (FUEL)**

TYPE:

B _______
L _______

DURATION:

D _______

H2O

S _______

WORKOUT | **FOOD (FUEL)**

TYPE:

B _______
L _______

DURATION:

D _______

H2O

S _______

WORKOUT | **FOOD (FUEL)**

TYPE:

B _______
L _______

DURATION:

D _______

H2O

S _______

WORKOUT | **FOOD (FUEL)**

TYPE:

B _______
L _______

DURATION:

D _______

H2O

S _______

WORKOUT | **FOOD (FUEL)**

TYPE:

B _______
L _______

DURATION:

D _______

H2O

S _______

WORKOUT | **FOOD (FUEL)**

TYPE:

B _______
L _______

DURATION:

D _______

H2O

S _______

1. _______
2. _______
3. _______
4. _______
5. _______

You've got this
FITNESS TRACKER

WEEK OF: / /

Monday

WORKOUT	FOOD (FUEL)
TYPE:	B_____________
	L_____________
DURATION:	D_____________
H2O	S_____________

Tuesday

WORKOUT	FOOD (FUEL)
TYPE:	B_____________
	L_____________
DURATION:	D_____________
H2O	S_____________

Wednesday

WORKOUT	FOOD (FUEL)
TYPE:	B_____________
	L_____________
DURATION:	D_____________
H2O	S_____________

Thursday

WORKOUT	FOOD (FUEL)
TYPE:	B_____________
	L_____________
DURATION:	D_____________
H2O	S_____________

Friday

WORKOUT	FOOD (FUEL)
TYPE:	B_____________
	L_____________
DURATION:	D_____________
H2O	S_____________

Saturday

WORKOUT	FOOD (FUEL)
TYPE:	B_____________
	L_____________
DURATION:	D_____________
H2O	S_____________

Sunday

WORKOUT	FOOD (FUEL)
TYPE:	B_____________
	L_____________
DURATION:	D_____________
H2O	S_____________

Weekly Health Goals

1. _______________
2. _______________
3. _______________
4. _______________
5. _______________

You've got this
FITNESS TRACKER

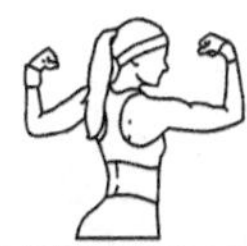

WEEK OF: / /

WORKOUT **FOOD (FUEL)**

TYPE:

B ___________

L ___________

DURATION:

D ___________

H2O 🍶🍶🍶🍶🍶🍶🍶🍶

S ___________

WORKOUT **FOOD (FUEL)**

TYPE:

B ___________

L ___________

DURATION:

D ___________

H2O 🍶🍶🍶🍶🍶🍶🍶🍶

S ___________

WORKOUT **FOOD (FUEL)**

TYPE:

B ___________

L ___________

DURATION:

D ___________

H2O 🍶🍶🍶🍶🍶🍶🍶🍶

S ___________

WORKOUT **FOOD (FUEL)**

TYPE:

B ___________

L ___________

DURATION:

D ___________

H2O 🍶🍶🍶🍶🍶🍶🍶🍶

S ___________

WORKOUT **FOOD (FUEL)**

TYPE:

B ___________

L ___________

DURATION:

D ___________

H2O 🍶🍶🍶🍶🍶🍶🍶🍶

S ___________

WORKOUT **FOOD (FUEL)**

TYPE:

B ___________

L ___________

DURATION:

D ___________

H2O 🍶🍶🍶🍶🍶🍶🍶🍶

S ___________

WORKOUT **FOOD (FUEL)**

TYPE:

B ___________

L ___________

DURATION:

D ___________

H2O 🍶🍶🍶🍶🍶🍶🍶🍶

S ___________

1. ___________
2. ___________
3. ___________
4. ___________
5. ___________

You've got this
FITNESS TRACKER

WEEK OF: / /

WORKOUT

TYPE:

____

DURATION:

H2O

FOOD (FUEL)

B _______________

L _______________

D _______________

S _______________

WORKOUT

TYPE:

DURATION:

H2O

FOOD (FUEL)

B _______________

L _______________

D _______________

S _______________

WORKOUT

TYPE:

DURATION:

H2O

FOOD (FUEL)

B _______________

L _______________

D _______________

S _______________

WORKOUT

TYPE:

DURATION:

H2O

FOOD (FUEL)

B _______________

L _______________

D _______________

S _______________

WORKOUT

TYPE:

DURATION:

H2O

FOOD (FUEL)

B _______________

L _______________

D _______________

S _______________

WORKOUT

TYPE:

DURATION:

H2O

FOOD (FUEL)

B _______________

L _______________

D _______________

S _______________

WORKOUT

TYPE:

DURATION:

H2O

FOOD (FUEL)

B _______________

L _______________

D _______________

S _______________

1. _______________
2. _______________
3. _______________
4. _______________
5. _______________

You've got this
FITNESS TRACKER

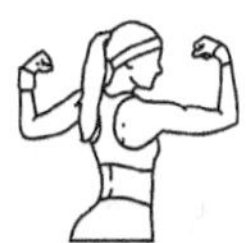

WEEK OF: / /

WORKOUT
TYPE:

DURATION:

H2O

FOOD (FUEL)
B _______
L _______
D _______
S _______

WORKOUT
TYPE:

DURATION:

H2O

FOOD (FUEL)
B _______
L _______
D _______
S _______

WORKOUT
TYPE:

DURATION:

H2O

FOOD (FUEL)
B _______
L _______
D _______
S _______

WORKOUT
TYPE:

DURATION:

H2O

FOOD (FUEL)
B _______
L _______
D _______
S _______

WORKOUT
TYPE:

DURATION:

H2O

FOOD (FUEL)
B _______
L _______
D _______
S _______

WORKOUT
TYPE:

DURATION:

H2O

FOOD (FUEL)
B _______
L _______
D _______
S _______

WORKOUT
TYPE:

DURATION:

H2O

FOOD (FUEL)
B _______
L _______
D _______
S _______

1. _______
2. _______
3. _______
4. _______
5. _______

You've got this
FITNESS TRACKER

WEEK OF: __/__/__

WORKOUT

TYPE:

DURATION:

H2O

FOOD (FUEL)

B _______________

L _______________

D _______________

S _______________

WORKOUT

TYPE:

DURATION:

H2O

FOOD (FUEL)

B _______________

L _______________

D _______________

S _______________

WORKOUT

TYPE:

DURATION:

H2O

FOOD (FUEL)

B _______________

L _______________

D _______________

S _______________

WORKOUT

TYPE:

DURATION:

H2O

FOOD (FUEL)

B _______________

L _______________

D _______________

S _______________

WORKOUT

TYPE:

DURATION:

H2O

FOOD (FUEL)

B _______________

L _______________

D _______________

S _______________

WORKOUT

TYPE:

DURATION:

H2O

FOOD (FUEL)

B _______________

L _______________

D _______________

S _______________

WORKOUT

TYPE:

DURATION:

H2O

FOOD (FUEL)

B _______________

L _______________

D _______________

S _______________

1. _______________
2. _______________
3. _______________
4. _______________
5. _______________

You've got this
FITNESS TRACKER

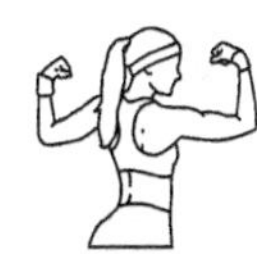

WEEK OF: / /

WORKOUT

TYPE:

DURATION:

H2O

FOOD (FUEL)

B _____
L _____
D _____
S _____

WORKOUT

TYPE:

DURATION:

H2O

FOOD (FUEL)

B _____
L _____
D _____
S _____

WORKOUT

TYPE:

DURATION:

H2O

FOOD (FUEL)

B _____
L _____
D _____
S _____

WORKOUT

TYPE:

DURATION:

H2O

FOOD (FUEL)

B _____
L _____
D _____
S _____

WORKOUT

TYPE:

DURATION:

H2O

FOOD (FUEL)

B _____
L _____
D _____
S _____

WORKOUT

TYPE:

DURATION:

H2O

FOOD (FUEL)

B _____
L _____
D _____
S _____

WORKOUT

TYPE:

DURATION:

H2O

FOOD (FUEL)

B _____
L _____
D _____
S _____

1. _____
2. _____
3. _____
4. _____
5. _____

You've got this
FITNESS TRACKER

WEEK OF: / /

Monday

WORKOUT

TYPE:

DURATION:

H2O

FOOD (FUEL)

B ________________

L ________________

D ________________

S ________________

Tuesday

WORKOUT

TYPE:

DURATION:

H2O

FOOD (FUEL)

B ________________

L ________________

D ________________

S ________________

Wednesday

WORKOUT

TYPE:

DURATION:

H2O

FOOD (FUEL)

B ________________

L ________________

D ________________

S ________________

Thursday

WORKOUT

TYPE:

DURATION:

H2O

FOOD (FUEL)

B ________________

L ________________

D ________________

S ________________

Friday

WORKOUT

TYPE:

DURATION:

H2O

FOOD (FUEL)

B ________________

L ________________

D ________________

S ________________

Saturday

WORKOUT

TYPE:

DURATION:

H2O

FOOD (FUEL)

B ________________

L ________________

D ________________

S ________________

Sunday

WORKOUT

TYPE:

DURATION:

H2O

FOOD (FUEL)

B ________________

L ________________

D ________________

S ________________

Weekly Health Goals

1. ________________
2. ________________
3. ________________
4. ________________
5. ________________

You've got this
FITNESS TRACKER

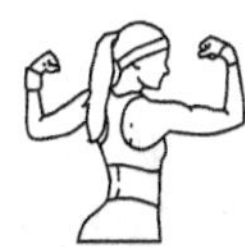

WEEK OF: / /

Monday

WORKOUT

TYPE:

DURATION:

H2O

FOOD (FUEL)

B

L

D

S

Tuesday

WORKOUT

TYPE:

DURATION:

H2O

FOOD (FUEL)

B

L

D

S

Wednesday

WORKOUT

TYPE:

DURATION:

H2O

FOOD (FUEL)

B

L

D

S

Thursday

WORKOUT

TYPE:

DURATION:

H2O

FOOD (FUEL)

B

L

D

S

Friday

WORKOUT

TYPE:

DURATION:

H2O

FOOD (FUEL)

B

L

D

S

Saturday

WORKOUT

TYPE:

DURATION:

H2O

FOOD (FUEL)

B

L

D

S

Sunday

WORKOUT

TYPE:

DURATION:

H2O

FOOD (FUEL)

B

L

D

S

Weekly Health Goals

1.
2.
3.
4.
5.

You've got this
FITNESS TRACKER

WEEK OF: / /

WORKOUT

TYPE:

____

DURATION:

H2O

FOOD (FUEL)

B_______________

L_______________

D_______________

S_______________

WORKOUT

TYPE:

DURATION:

H2O

FOOD (FUEL)

B_______________

L_______________

D_______________

S_______________

WORKOUT

TYPE:

DURATION:

H2O

FOOD (FUEL)

B_______________

L_______________

D_______________

S_______________

WORKOUT

TYPE:

DURATION:

H2O

FOOD (FUEL)

B_______________

L_______________

D_______________

S_______________

WORKOUT

TYPE:

DURATION:

H2O

FOOD (FUEL)

B_______________

L_______________

D_______________

S_______________

WORKOUT

TYPE:

DURATION:

H2O

FOOD (FUEL)

B_______________

L_______________

D_______________

S_______________

WORKOUT

TYPE:

DURATION:

H2O

FOOD (FUEL)

B_______________

L_______________

D_______________

S_______________

1. _______________

2. _______________

3. _______________

4. _______________

5. _______________

You've got this
FITNESS TRACKER

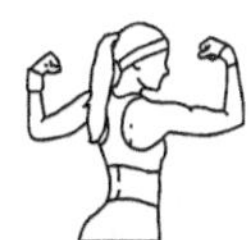

WEEK OF: / /

WORKOUT

TYPE:

DURATION:

H2O

FOOD (FUEL)

B
L
D
S

WORKOUT

TYPE:

DURATION:

H2O

FOOD (FUEL)

B
L
D
S

WORKOUT

TYPE:

DURATION:

H2O

FOOD (FUEL)

B
L
D
S

WORKOUT

TYPE:

DURATION:

H2O

FOOD (FUEL)

B
L
D
S

WORKOUT

TYPE:

DURATION:

H2O

FOOD (FUEL)

B
L
D
S

WORKOUT

TYPE:

DURATION:

H2O

FOOD (FUEL)

B
L
D
S

WORKOUT

TYPE:

DURATION:

H2O

FOOD (FUEL)

B
L
D
S

1.
2.
3.
4.
5.

You've got this
FITNESS TRACKER

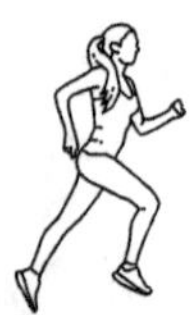

WEEK OF: / /

WORKOUT

TYPE:

DURATION:

H2O

FOOD (FUEL)

B

L

D

S

WORKOUT

TYPE:

DURATION:

H2O

FOOD (FUEL)

B

L

D

S

WORKOUT

TYPE:

DURATION:

H2O

FOOD (FUEL)

B

L

D

S

WORKOUT

TYPE:

DURATION:

H2O

FOOD (FUEL)

B

L

D

S

WORKOUT

TYPE:

DURATION:

H2O

FOOD (FUEL)

B

L

D

S

WORKOUT

TYPE:

DURATION:

H2O

FOOD (FUEL)

B

L

D

S

WORKOUT

TYPE:

DURATION:

H2O

FOOD (FUEL)

B

L

D

S

Weekly Health Goals

1.

2.

3.

4.

5.

Be stronger than

your excuses.

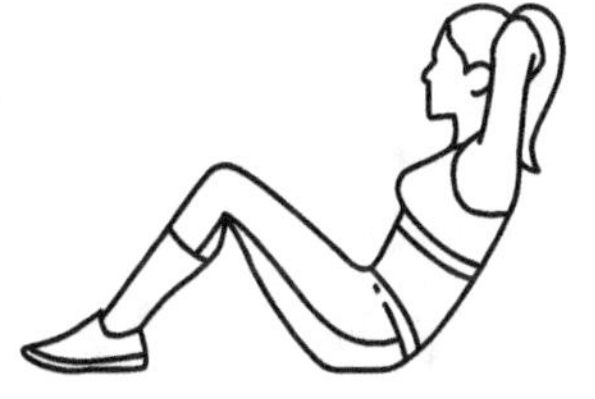